MEDICAL

WORD FIND

ANNIE MACKLIN

Order this book online at www.trafford.com
or email orders@trafford.com

Most Trafford titles are also available at major online book retailers.

Printed in the United States of America.

ISBN: 978-1-4669-3423-8 (sc)
ISBN: 978-1-4669-3422-1 (e)

Trafford rev. 05/10/2012

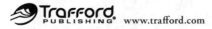

www.trafford.com

North America & international
toll-free: 1 888 232 4444 (USA & Canada)
phone: 250 383 6864 ♦ fax: 812 355 4082

MEDICAL WORD FIND

A	M	P	U	T	A	T	I	O	N
D	Y	A	R	U	E	I	P	V	O
H	O	A	I	X	O	N	A	A	N
E	C	G	N	X	X	N	I	K	S
S	A	L	E	X	E	B	C	X	T
I	R	A	T	O	N	I	A	X	E
O	D	N	X	X	T	L	S	Y	R
N	I	D	X	O	E	E	T	M	O
X	A	X	N	E	R	V	E	O	I
R	L	X	X	X	I	X	X	T	D
A	X	F	A	S	C	I	A	A	A
B	X	X	X	P	X	X	X	N	L
M	Y	O	C	A	R	D	I	A	L
U	X	X	X	S	I	B	U	P	X
L	I	G	A	M	E	N	T	X	X

BILE	GLAND	FASCIA
NONSTEROIDAL	ANATOMY	CAST
PLEURA	ATONIA	SPASM
OVA	PUBIS	LUMBAR
LIGAMENT	MYOCARDIAL	NERVE
LUMBAR	ANOXIA	OTIC
ADHESION	AMPUTATION	ENTERIC
	SKIN	

MEDICAL WORD FIND

P	X	F	R	A	C	T	U	R	E
A	X	X	G	X	X	O	X	A	X
L	M	O	R	G	U	E	X	L	X
E	A	X	I	X	B	I	L	E	X
X	T	X	E	P	E	N	I	S	X
S	E	Y	V	X	X	D	C	X	X
E	R	C	A	N	C	E	R	X	H
P	N	O	N	X	O	A	E	X	T
T	A	O	C	X	R	T	M	X	L
U	L	C	E	R	N	H	A	X	A
M	X	X	X	H	X	X	T	X	E
X	O	X	X	Y	T	H	I	G	H
X	X	U	X	T	X	X	O	X	X
G	O	U	T	H	F	E	M	U	R
X	X	S	O	M	A	X	X	X	X

CANCER	DEATH	GRIEVANCE
MORGUE	CREMATION	CREMATION
MATERNAL	FEMUR	SEPTUM
MOUTH	FRACTURE	TOE
RALES	HEALTH	PENIS
THIGH	ULCER	GOUT
PALE	CORN	RHYTHM
SOMA	COCCYX	BILE

MEDICAL WORD FIND

N	X	X	X	V	A	X	L	X	X
U	A	S	C	E	N	D	I	N	G
M	X	O	X	I	U	X	P	I	U
B	X	R	A	N	S	X	X	E	M
X	X	E	N	L	I	P	O	V	S
X	X	X	A	X	X	E	R	X	X
F	O	O	T	E	A	R	A	X	X
O	X	X	O	X	X	I	L	X	T
R	X	X	M	X	X	N	O	S	E
E	X	E	Y	E	B	E	X	X	A
H	A	N	D	X	M	U	X	X	R
E	P	X	X	T	U	M	O	U	L
A	M	X	U	X	H	X	X	X	X
D	I	G	E	S	T	I	V	E	X
X	L	I	G	A	M	E	N	T	X

LIMP	NASAL	LIPO
PERINEUM	NOSE	VEIN
ANATOMY	FOOT	FOREHEAD
THUMB	DIGESTIVE	GUT
ASCENDING	GUMS	ANUS
ORAL	HAND	NUMB
TEAR	NAIL	EYE
SORE	LIP	EAR
LIGAMENT	VEIN	

MEDICAL WORD FIND

G	A	S	P	E	L	C	S	U	M
A	V	X	B	I	L	I	A	R	Y
L	I	P	U	P	X	X	A	X	M
L	S	X	A	B	D	U	C	T	O
B	I	X	N	O	I	S	R	X	T
L	O	B	E	X	O	X	O	X	C
A	N	X	X	X	N	X	T	L	E
D	U	C	T	X	E	X	A	X	B
D	X	X	X	X	D	N	T	X	O
E	S	O	P	H	A	G	E	A	L
R	X	A	X	X	X	R	X	M	X
X	L	T	U	R	G	O	R	O	X
E	X	G	X	E	X	W	X	C	X
X	A	X	O	A	X	T	U	R	P
S	U	T	U	R	E	H	X	X	X
X	X	X	X	X	X	X	X	X	X

GASP	GALLBLADDER	ESOPHAGEAL
LOBECTOMY	GROWTH	SUTURE
TURGOR	ABDUCT	ADENOID
REAR	TURP	DUCT
PUPIL	LOBE	ANAL
BILIARY	VISION	ROTATE
COMA	ARM	MUSCLE
GAS	PALE	

MEDICAL WORD FIND

T	H	O	R	A	C	I	C	X	F
H	H	E	X	O	L	X	E	P	A
O	X	Y	R	L	H	P	M	Y	L
R	A	D	R	E	N	A	L	X	L
A	R	T	O	O	F	E	A	L	O
C	E	X	O	I	G	X	E	X	P
O	C	X	X	X	D	C	N	T	I
T	S	X	Y	V	A	G	I	N	A
O	I	X	G	E	I	S	P	X	N
M	V	Y	E	A	S	L	X	E	I
Y	X	T	N	U	E	X	U	V	U
X	O	I	E	U	X	R	E	X	R
E	P	V	R	H	O	N	C	H	I
S	X	A	X	N	X	K	C	E	N
C	O	C	C	Y	X	X	E	Y	E

LEG	THYROID	CORD
ADRENAL	PINEAL	VAGINA
FALLOPIAN	VISCERA	PLEURA
NECK	THORACOTOMY	ILL
CAVITY	SPINAL	COCCYX
THORACIC	REAR	URINE
RHONCHI	CELL	TISSUE
TOE	OXYGEN	NEVI
LEG	APEX	LYMPH
NEURON	EYE	FOOT

MEDICAL WORD FIND

C	Y	S	T	X	I	E	L	I	B
O	X	U	O	X	N	X	X	X	R
D	X	T	R	S	T	A	P	L	E
E	X	U	S	X	U	O	U	X	E
B	X	R	I	X	X	B	R	L	C
L	X	E	O	X	A	T	S	O	H
U	A	X	N	X	T	A	E	X	X
E	M	E	R	G	E	N	C	Y	X
X	B	L	O	O	D	X	X	G	E
B	U	X	V	A	L	V	E	E	I
A	L	E	R	T	U	Y	X	N	V
S	A	M	O	C	N	E	X	X	O
A	T	X	X	X	G	L	I	M	B
L	E	C	I	P	S	O	H	X	X
X	S	R	E	B	I	F	X	X	X

CODE BLUE	CYST	AMBULATE
EMERGENCY	HOSPICE	INTUBATE
LUNGS	OXYGEN	FOLEY
COMA	SUTURE	STAPLE
BREECH	PULSE	AORTA
FIBERS	VALVE	TORSION
LIMB	ALERT	BASAL
BLOOD	BOVIE	BILE

MEDICAL WORD FIND

H	O	S	P	I	T	A	L	X	X
E	X	U	X	N	O	X	E	X	U
A	X	L	X	T	L	U	S	U	R
L	X	F	X	X	C	X	S	N	I
X	X	A	X	R	X	V	E	I	N
M	X	X	X	N	C	X	V	T	C
A	T	D	R	A	I	N	F	X	R
C	C	X	X	L	R	X	L	X	Y
R	E	S	E	C	T	X	A	X	X
O	S	P	X	S	S	A	P	Y	B
B	S	E	X	X	A	X	X	X	X
I	I	R	R	E	G	U	L	A	R
D	D	I	X	A	X	L	L	N	E
X	X	O	S	X	X	N	I	A	A
X	X	D	E	A	F	A	X	L	R

HEAL	HOSPITAL	VESSEL
VEIN	URINARY	CLOT
INTERNAL	DRAIN	GASTRIC
BYPASS	IRREGULAR	PERIOD
ANAL	ULNA	FLAP
CUE	REAR	DISSECT
RESECT	UNIT	SULFA
MACROBID	DEAF	GAS
	ILL	

MEDICAL WORD FIND

H	E	M	A	N	G	I	O	M	A
E	X	X	X	X	N	I	O	R	Q
M	T	G	I	R	T	H	R	H	U
O	E	X	A	X	I	X	E	C	I
R	R	X	L	P	X	B	B	A	R
R	N	C	X	A	X	R	I	R	E
H	A	A	X	G	R	A	F	T	D
A	L	L	X	I	X	I	X	X	E
G	R	O	W	T	H	N	X	E	T
E	X	R	I	A	E	X	Y	E	I
X	X	I	D	T	R	E	A	S	S
N	X	E	T	E	N	X	W	S	A
O	E	X	H	D	I	X	R	E	R
S	X	X	X	S	A	L	I	V	A
E	X	Y	R	E	T	U	A	C	P

HEMANGIOMA	HEMORRHAGE	HERNIA
SALIVA	PARASITE	VESSEL
AIRWAY	CAUTERY	CALORIE
AGITATED	GRAFT	BRAIN
ACQUIRED	SEE	NOSE
EYE	GROIN	TRACH
EXTERNAL	AXIAL	GIRTH
HIP	WIDTH	FIBER

MEDICAL WORD FIND

N	O	S	O	C	O	M	I	A	L
A	X	L	L	U	K	S	X	A	U
S	U	L	O	B	M	E	R	X	P
O	X	F	B	M	U	N	X	X	U
G	S	I	E	X	Y	X	A	X	S
A	K	E	X	X	X	S	B	X	X
S	U	T	E	F	E	X	R	A	X
T	L	X	X	B	X	X	A	U	X
R	L	X	U	X	X	X	S	T	X
I	N	T	U	B	A	T	I	O	N
C	I	P	O	T	C	E	O	P	X
X	O	X	X	X	X	A	N	S	R
X	X	N	X	D	U	R	A	Y	A
C	O	D	E	X	X	X	X	X	R
C	X	X	E	X	A	M	I	N	E

NASOGASTRIC   NOSOCOMIAL   LARNYX
INTUBATION   CONE   FETUS
EXAMINE   AUTOPSY   ECTOPIC
LUPUS   ABRASION   TUBES
EMBOLUS   TEAR   SKULL
DURA   LOBE   RARE
NOC   CODE   FEET
                 NUMB

MEDICAL WORD FIND

X	X	D	I	G	I	T	X	X	P
A	X	X	X	K	S	I	B	U	P
B	U	A	C	C	U	B	S	X	X
D	M	A	E	X	A	R	O	H	T
O	B	X	R	X	X	O	X	C	A
M	I	A	V	I	L	A	S	A	L
E	L	C	I	V	A	L	C	I	Y
N	I	A	X	I	L	L	A	L	S
W	C	X	X	X	S	U	R	I	V
R	U	M	E	F	T	X	P	X	X
I	S	Y	X	I	N	G	U	E	N
S	E	X	B	X	X	X	S	N	I
T	X	I	L	I	U	M	X	C	E
X	A	L	U	B	I	F	X	A	V
C	E	L	L	U	L	A	R	X	X

DIGIT	UMBILICUS	ILIUM
ORBIT	PUBIS	VIRUS
BUCCA	FEMUR	ILIAC
CERVIX	TALUS	ILL
CLAVICLE	CARPUS	CELLULAR
AXILLA	INGUEN	WRIST
THORAX	TIBIA	BACK
ABDOMEN	PUS	EYE
FIBULA	ACNE	VEIN
	SALIVA	

MEDICAL WORD FIND

A	B	C	E	S	S	X	T	O	A
N	B	X	X	X	U	L	A	X	S
A	X	D	L	M	L	L	F	X	I
S	X	O	O	X	O	V	X	X	S
T	X	R	B	M	B	E	X	H	O
O	A	S	E	X	I	R	X	P	D
M	I	A	X	B	X	X	C	M	I
O	N	L	X	R	X	L	A	M	I
S	R	X	P	A	T	E	L	L	A
I	E	X	X	A	O	E	L	X	X
S	H	I	N	C	E	H	U	T	X
X	X	K	X	H	X	X	S	O	X
X	L	S	E	I	R	A	V	O	X
E	X	X	X	U	X	X	X	F	X
X	X	A	I	M	I	L	U	B	X

ABCESS	CALLUS	FAT
PATELLA	SHIN	LIVER
ACIDOSIS	DORSAL	LYMPH
BRACHIUM	OVARIES	LOBE
ANASTOMOSIS	FILM	TOE
BULIMIA	HERNIA	
BOLUS		ANKLE

MEDICAL WORD FIND

T	H	O	R	A	C	I	C	X	D
S	U	O	E	C	A	B	E	S	E
Y	X	X	R	E	C	L	U	W	A
C	O	R	P	S	E	T	X	E	F
X	L	A	T	S	I	D	X	A	X
S	U	L	O	B	X	X	T	T	X
X	G	L	U	C	O	S	E	Y	H
X	X	C	O	L	O	N	M	X	Y
A	E	X	X	X	X	O	A	X	P
D	X	I	R	I	T	I	S	X	O
R	X	X	X	C	U	X	R	X	T
E	X	X	E	X	B	X	U	X	O
N	X	B	X	X	A	X	B	X	N
A	O	S	N	E	L	X	X	X	I
L	E	U	K	O	P	E	N	I	A

LOBECTOMY	DISTAL	TUBAL
IRITIS	GLUCOSE	BURSA
LEUKOPENIA	SEBACEOUS	LENS
HYPOTONIA	CYST	BOLUS
ADRENAL	SWEAT	FAT
DECUBITUS	CORPSE	DEAF
ULCER	THORACIC	COLON

MEDICAL WORD FIND

X	C	I	S	E	G	L	A	N	A
X	X	X	X	X	A	X	P	X	U
M	A	T	T	E	R	X	E	X	O
X	X	X	N	X	X	X	X	X	P
M	X	R	E	T	I	N	A	X	I
U	O	X	X	A	P	I	C	A	L
C	U	E	X	A	X	N	X	A	X
O	X	X	E	X	O	X	T	X	N
S	X	N	X	I	X	C	X	X	E
A	P	E	X	X	E	X	X	X	G
A	X	E	O	R	G	A	N	X	O
X	L	D	O	N	O	R	X	R	X
F	X	L	I	G	A	M	E	N	T
X	O	B	E	S	I	T	Y	X	S
C	O	L	P	O	S	C	O	P	E

COLORECTAL	MATTER	FLEXION
COLPOSCOPE	APICAL	APEX
LIPOMA	RETINA	CUE
ANALGESIC	APEX	OBESITY
CORNEAL	APNEA	MUCOSA
ESTROGEN	ORGAN	DONOR
	LIGAMENT	

MEDICAL WORD FIND

O	B	S	T	E	T	R	I	C	S
B	X	U	X	C	R	O	U	P	Y
L	X	V	X	X	X	X	I	X	N
I	X	E	S	U	C	N	I	X	C
Q	X	N	X	X	A	X	X	P	O
U	C	A	I	L	I	X	X	H	P
E	L	C	S	U	M	N	X	L	E
C	O	R	N	E	A	A	X	E	X
N	X	E	X	R	C	U	X	B	X
O	V	X	E	X	U	S	L	I	P
I	X	S	X	M	L	E	X	T	A
S	X	X	A	X	A	A	N	I	T
E	X	L	A	N	R	E	T	S	E
L	E	X	X	X	C	X	X	X	N
X	L	E	U	K	E	M	I	A	T

OBLIQUE	NARES	LESION
MUSCLE	NECK	LIP
MACULAR	NEVUS	PATENT
OBSTETRICS	CORNEA	INCUS
SYNCOPE	CROUP	ILIAC
SPINAL	LEUKEMIA	NAUSEA
STERNAL	NEVI	MALE
	PHLEBITIS	

MEDICAL WORD FIND

M	A	S	O	C	H	I	S	M	X
E	E	N	D	O	C	R	I	N	E
C	X	N	X	X	X	X	X	X	S
O	L	A	I	H	C	A	R	B	U
N	X	X	X	N	X	S	X	X	M
I	D	N	A	L	G	W	X	S	S
U	X	X	X	X	N	E	M	N	I
M	L	A	R	O	X	A	A	E	B
S	I	R	I	X	X	T	L	L	A
F	A	S	C	I	A	X	L	X	R
X	I	I	X	X	X	X	E	X	T
V	X	M	X	M	U	T	U	P	S
B	U	R	S	I	T	I	S	X	X
C	L	E	F	T	L	I	P	X	X
X	X	D	I	A	L	Y	S	I	S

MENINGEAL	FASCIA	VISION
MALLEUS	MASOCHISM	GLAND
BRACHIAL	MECONIUM	SWEAT
BURSITIS	SPUTUM	ORAL
DERMIS	STRABISMUS	LENS
DIALYSIS	ENDOCRINE	CLEFT LIP
IRIS		

MEDICAL WORD FIND

T	R	A	N	S	P	L	A	N	T
R	Q	U	A	D	R	I	C	E	P
A	X	X	C	O	R	N	E	A	L
C	T	E	S	T	X	X	X	P	A
H	U	X	T	O	O	F	E	R	N
E	X	X	A	W	L	A	R	O	T
O	U	X	C	E	X	A	U	L	A
S	U	C	T	I	O	N	T	A	R
T	S	X	L	G	X	A	U	P	X
O	C	B	O	B	X	T	S	S	X
M	L	I	S	T	H	O	Y	E	R
Y	E	C	O	X	X	M	X	X	X
T	H	E	R	A	P	Y	P	I	H
A	P	P	E	N	D	I	X	X	I
X	Y	R	A	T	I	U	T	I	P

TRACHEOSTOMY	QUADRICEP	FOOT
CATSCAN	BICEP	CORNEA
ANATOMY	APPENDIX	ORAL
HOYER	WEIGHT	HIP
TEST	ARCH	SUTURE
PROLAPSE	HIP	AEROSOL
THERAPY	PITUITARY	EYE
	TRANSPLANT	

MEDICAL WORD FIND

T	R	A	N	S	P	L	A	N	T
E	X	X	X	A	X	X	X	X	H
N	X	X	L	E	V	R	E	N	A
L	X	S	X	P	X	X	E	X	L
U	Y	X	A	X	X	G	X	X	A
R	X	X	P	Y	L	O	P	X	M
U	X	X	X	X	R	X	X	E	U
P	Y	O	D	E	R	M	A	N	E
X	X	N	X	X	S	X	X	C	X
X	A	N	G	O	I	G	R	A	M
X	X	R	R	X	A	X	X	X	U
A	A	I	X	I	X	X	X	X	I
M	X	X	N	E	U	R	O	N	R
O	V	A	X	X	X	X	X	X	O
C	M	U	R	T	S	O	L	O	C

TRANSPLANT	CORIUM	PAP
THALAMUS	COLOSTRUM	OVA
PURULENT	PALSY	ACNE
PYODERMA	GRAM	IRIS
ANDROGEN	MANIA	NERVE
ANGIOGRAM	POLYP	COMA

MEDICAL WORD FIND

E	U	S	T	A	C	H	I	A	N
X	M	X	R	A	E	X	X	E	X
X	X	U	X	E	R	E	V	I	L
O	G	I	L	L	T	I	V	X	X
S	L	R	E	S	O	P	I	D	A
T	O	I	S	X	I	L	I	U	M
E	T	S	I	T	X	F	I	L	M
O	T	X	O	X	N	X	I	X	X
T	I	E	N	O	X	O	X	E	X
O	S	E	L	A	P	X	X	X	R
M	X	O	X	I	X	X	T	X	E
Y	C	N	A	N	G	E	R	P	T
X	X	T	N	E	T	S	A	X	T
X	E	X	X	X	X	X	E	X	A
S	C	I	T	A	M	E	H	X	M
X	X	X	X	X	X	X	X	X	X

EMULSIFIER	EUSTACHIAN	HEEL
VITILIGO	LESION	TOE
MATTER	FILM	PALE
OSTEOTOMY	NEVI	STENT
PREGNANCY	OPIATES	EAR
COLON	HEMATIC	ILIUM
ADIPOSE	GLOTTIS	LIVER
HEART	IRIS	

MEDICAL WORD FIND

K	I	D	N	E	Y	X	X	X	X
X	E	M	B	O	L	U	S	X	B
C	O	R	T	I	C	A	L	U	X
X	X	A	X	X	S	X	C	X	X
X	I	X	T	I	X	E	G	G	S
L	A	S	R	O	D	X	X	X	E
I	X	I	X	X	S	U	X	S	C
P	A	L	S	Y	M	I	B	R	R
K	Y	P	H	O	S	I	S	E	E
X	U	X	P	X	R	X	U	C	F
S	X	I	X	T	E	B	O	L	E
X	L	O	C	A	L	D	R	U	G
F	L	E	X	I	O	N	B	X	A
X	R	E	N	A	L	X	I	X	I
E	R	U	T	C	A	R	F	X	T

KERATOSIS	CORTICAL	KIDNEY
KYPHOSIS	DECUB	IRIS
FIBROUS	LIPOMA	RENAL
FRACTURE	GAIT	LOBE
DORSAL	ULCER	EGGS
ERECT	FLEXION	DRUG
PUS	RIBS	LOCAL
LIP	SECRETE	EMBOLUS
	PALS	

MEDICAL WORD FIND

X	R	P	Y	O	G	E	N	I	C
F	O	O	T	X	A	X	X	X	U
A	O	R	X	X	S	W	E	A	T
T	T	E	B	I	X	S	U	N	A
X	X	A	M	X	R	E	X	X	N
X	C	R	X	I	K	N	F	X	E
S	E	B	A	C	E	O	U	S	O
D	X	H	X	X	R	B	N	X	U
X	X	D	X	A	A	X	G	X	S
X	R	I	C	X	T	D	U	C	T
Y	X	S	X	L	L	X	S	X	X
D	X	E	N	I	N	A	L	E	M
O	X	A	X	O	X	I	I	X	O
B	X	S	S	X	M	X	A	X	L
X	M	E	M	B	R	A	N	E	E

SEBACEOUS	PYOGENIC	FOOT
KERATIN	DISEASE	HAIR
MELANIN	FUNGUS	FAT
DERMIS	PORE	DRY
NAIL	SCAR	NOSE
SWEAT	DUCT	MOLE
MEMBRANE	OIL	SCAB
CUTANEOUS	BONE	BODY
GAS	ROOT	LIMB
	ANUS	

MEDICAL WORD FIND

E	M	P	H	Y	S	E	M	A	X
R	X	U	X	F	E	T	U	S	X
E	X	X	V	R	X	O	R	A	L
C	A	S	C	O	C	C	Y	X	X
T	X	D	X	N	R	O	B	I	E
E	Y	E	S	T	E	N	T	L	L
S	A	C	R	A	L	I	S	L	I
X	U	U	A	L	X	H	U	A	R
E	X	B	P	X	X	C	C	F	B
X	D	I	G	I	T	N	O	D	E
L	E	T	A	X	X	O	F	X	F
A	A	U	R	X	T	H	X	H	X
S	F	S	C	L	E	R	A	E	X
A	R	O	I	R	E	T	N	A	X
B	I	L	A	T	E	R	A	L	X

DECUBITUS	NODE	DEAF
SACRAL	BILATERAL	FETUS
FRONTAL	BASAL	APGAR
SCLERA	EMPHYSEMA	HEAL
COCCYX	ERECT	BORN
AXILLA	FEBRILE	SAC
OVUM	DIGIT	FOOT
RHONCHI	FOCUS	ANTERIOR
CUE	EYE	ORAL

MEDICAL WORD FIND

C	X	L	A	M	I	R	C	A	L
O	P	A	R	I	E	T	A	L	I
C	A	R	T	I	L	A	G	E	M
C	G	F	I	B	U	L	A	X	B
Y	E	X	C	R	A	N	I	U	M
X	T	T	U	B	E	R	C	L	E
Y	S	X	L	N	D	I	O	Y	H
R	O	X	A	R	A	E	R	X	X
A	A	S	R	U	B	A	T	X	X
L	A	L	X	X	L	L	I	O	B
L	L	X	X	L	A	I	C	A	F
I	X	X	U	L	N	A	A	X	O
X	X	D	E	R	M	A	L	X	S
A	E	X	X	E	R	U	T	U	S
M	A	R	R	O	W	X	X	X	A

MEDULLARY
CORTICAL
MARROW
TUBERCLE
ARTICULAR
CARTILAGE
MAXILLARY
LACRIMAL

COCCYX
FACIAL
CRANIUM
NASAL
FOSSA
SUTURE
PARIETAL
FIBULA
BOIL

ULNA
OS
ILL
REAR
DERMAL
BURSA
PAGET'S
LIMP

MEDICAL WORD FIND

L	Y	C	N	E	G	R	E	M	E
A	X	X	R	E	A	R	X	R	X
P	E	C	I	B	X	X	U	X	F
R	X	X	M	X	X	T	X	I	X
A	M	U	S	C	L	E	B	X	X
C	L	X	L	A	R	E	N	I	M
X	X	X	R	X	R	X	R	A	O
X	F	F	U	C	X	S	E	I	T
A	I	B	I	T	I	X	D	N	O
X	X	X	X	X	X	X	U	O	R
G	X	X	A	X	A	A	C	T	C
R	X	T	X	X	T	T	T	A	X
A	A	X	X	R	X	F	I	L	M
F	X	X	O	R	A	L	O	O	X
T	R	A	C	T	I	O	N	X	N
X	X	X	X	X	X	X	X	X	X

TRACTION	ILIAC	ORAL
REDUCTION	TIBIA	MOTOR
FIXATION	BICEP	CARPAL
FRACTURE	FAT	CUFF
GRAFT	AXIS	REAR
MINERAL	FIBER	ATONIA
EMERGENCY	MUSCLE	AORTA
	LUMBAR	

MEDICAL WORD FIND

S	T	R	E	S	S	S	X	X	X	M
X	X	D	X	E	N	I	P	U	S	S
T	O	N	E	X	X	X	N	X	I
N	O	I	N	U	B	R	S	X	O
O	R	I	E	X	E	U	X	N	I
I	I	A	U	T	N	X	O	E	N
S	G	R	S	I	X	D	U	C	T
E	I	C	S	X	N	Y	X	K	D
H	N	A	I	E	X	H	E	A	X
D	Y	S	T	R	O	P	H	Y	X
A	X	S	E	X	T	O	B	X	X
X	U	A	N	T	E	R	I	O	R
S	R	S	X	X	A	T	L	X	A
L	U	M	B	A	R	A	E	X	Y
E	L	C	S	U	M	X	X	X	X

DYSTROPHY	NODE	ORIGIN
SPASM	STRESS	ARM
ATROPHY	STERNUM	MUSCLE
TENDON	SUPINE	BILE
TISSUE	ANTERIOR	REAR
ADHESION	LUMBAR	JOINT
BUNION	XRAY	TONE
SINUS	TEAR	PUS
HEAD	NECK	SACRAL

MEDICAL WORD FIND

C	E	R	V	I	C	A	L	X	E
E	X	O	Y	L	A	M	O	N	A
S	T	O	M	A	X	X	X	I	R
A	I	T	N	E	M	E	D	E	X
R	X	X	S	I	T	I	E	V	U
E	X	O	S	M	O	S	I	S	L
A	T	H	Y	R	O	X	I	N	E
N	U	M	B	X	B	A	C	K	U
F	X	I	X	S	L	L	O	U	K
R	F	U	N	G	I	I	R	B	O
A	X	O	X	A	G	M	T	N	C
W	P	X	N	X	U	B	I	X	Y
D	Y	S	P	N	E	A	C	X	T
X	F	I	B	E	R	V	A	X	E
S	E	N	O	B	X	O	L	X	S

BACK	KUB	CORTICAL
THYROXINE	DYSPNEA	NUMB
OBLIQUE	BRAIN	VEIN
LEUKOCYTES	BONES	PONS
FIBROID	FUNGI	NAIL
DEMENTIA	UVEITIS	OVA
CESAREAN	DWARF	ROOT
CERVICAL	FIBER	STOMA
OSMOSIS	LIMB	ANOMALY
	EAR	

MEDICAL WORD FIND

E	X	S	U	R	G	I	C	A	L
L	L	I	X	X	V	X	I	X	X
E	A	S	X	E	T	A	L	I	D
C	N	A	N	A	I	R	A	V	O
O	R	I	X	H	G	I	H	T	X
T	E	H	E	R	U	T	P	U	R
S	T	T	S	I	T	E	E	X	X
Y	X	I	E	O	V	A	C	A	E
C	E	L	L	U	L	I	T	I	S
X	O	C	E	X	T	E	X	L	O
S	X	D	X	S	R	X	X	G	P
X	O	V	U	M	X	X	X	N	I
N	E	O	P	L	A	S	M	A	D
X	C	A	R	D	I	A	C	G	A
A	U	D	I	T	O	R	Y	X	X

ACOUSTIC	DILATE	NEVI
AUDITORY	CYSTOCELE	OVA
CEPHALIC	EXTERNAL	OVUM
SURGICAL	OVARIAN	NODE
LITHIASIS	ADIPOSE	GANGLIA
NEOPLASM	RUPTURE	SOLE
CELLULITIS	CARDIAC	SITE
CLOT	TERM	THIGH

MEDICAL WORD FIND

F	X	L	A	R	E	T	A	L	I
E	R	E	C	T	X	O	X	A	N
X	X	O	R	G	A	N	X	T	F
T	R	A	N	S	V	E	R	S	E
X	X	X	X	T	X	X	X	I	R
L	A	I	H	C	A	R	B	D	I
I	M	E	D	I	A	L	X	M	O
G	L	U	T	E	A	L	U	X	R
A	X	G	X	X	X	S	X	X	X
M	X	I	D	O	R	S	A	L	X
E	C	L	X	O	I	N	A	R	C
N	A	B	D	O	M	I	N	A	L
T	I	O	X	X	X	X	X	X	X
X	L	C	E	P	H	A	L	I	C
X	I	V	I	S	C	O	U	S	X

FRONTAL	INFERIOR	DISTAL
MEDIAL	AXIS	LATERAL
TRANSVERSE	CEPHALIC	TONE
OBLIQUE	GLUTEAL	CRANIO-
ERECT	BRACHIAL	DORSAL
ABDOMINAL	DORSUM	ILIAC

MEDICAL WORD FIND

S	I	S	S	O	R	B	I	F	X	X
C	A	P	R	O	T	R	U	D	E
L	C	M	A	L	A	I	S	E	X
E	U	S	S	I	T	X	I	X	X
R	P	X	X	H	T	W	O	R	G
O	U	E	X	T	E	R	N	A	L
S	N	X	T	R	E	A	T	X	A
I	C	X	O	C	U	L	A	R	N
S	T	M	N	R	O	T	C	O	D
X	U	X	S	T	O	M	A	X	X
T	R	D	I	S	C	X	R	X	T
X	E	X	L	P	X	C	O	D	E
C	X	E	I	G	I	R	T	H	A
A	E	H	R	R	O	N	I	H	R
S	T	E	R	O	I	D	D	X	X

TISSUE   TONSIL   DOCTOR
SCLEROSIS   STOMA   CODE
FIBROSIS   CAROTID   TEAR
ACUPUNCTURE   RHINORRHEA   DISC
TUMOR   GIRTH   PROTRUDE
FUSION   MALAISE   EXTERNAL
GROWTH   GLAND   TREAT
OCULAR   SAC   HIP

MEDICAL WORD FIND

A	R	B	E	T	R	E	V	G	X
B	U	N	I	O	N	X	X	L	X
D	Y	S	P	E	P	S	I	A	X
U	I	X	R	E	X	E	X	N	B
C	X	V	X	B	L	O	O	D	O
T	E	X	E	C	E	V	R	E	N
I	X	X	U	N	X	X	I	O	E
O	X	N	X	L	L	U	K	S	S
N	A	G	R	O	A	X	E	X	X
T	X	E	X	X	T	A	E	W	S
I	X	N	X	R	E	X	X	X	J
S	P	I	N	E	R	L	L	O	D
S	A	T	X	B	A	X	I	I	X
U	L	A	X	I	L	N	A	O	X
E	E	L	I	F	T	X	N	X	B

DYSPEPSIA	SKULL	NUCLEI
ABDUCTION	SPINE	BLOOD
NERVE	TISSUE	BONES
PELVIS	FIBER	SWEAT
VERTEBRA	LIFT	GLAND
BUNION	LATERAL	JOINT
ORGAN	AID	BONES
GENITAL	NEVI	BOIL
NAIL	PALE	NOSE

MEDICAL WORD FIND

P	E	L	V	I	C	X	X	X	X
T	E	R	M	N	E	U	R	O	N
G	X	R	N	O	L	O	C	L	V
X	B	O	I	L	L	X	A	G	E
C	H	E	S	T	X	R	X	L	I
Y	N	A	G	R	O	R	G	A	N
T	U	M	O	R	X	N	M	N	X
O	X	T	I	S	S	U	E	D	X
L	I	V	E	R	S	X	N	U	X
O	X	A	X	C	X	X	O	X	M
G	R	X	L	X	T	X	M	X	A
Y	X	E	Y	R	E	G	R	U	S
A	T	O	N	I	A	X	O	X	K
X	X	Y	P	A	R	E	H	T	X
L	E	N	S	E	S	X	X	X	X

PERITONEUM	MASK	TERM
ORGAN	HORMONE	LEG
PELVIS	THERAPY	ORAL
ORGAN	NEURON	ATONIA
CHEST	SURGERY	TUMOR
CELL	LIVER	EAR
CYTOLOGY	COLON	LENSES
TISSUE	MUSCLE	GLAND
BOIL	TERM	

MEDICAL WORD FIND

F	A	C	I	A	L	X	F	A	T
X	E	X	X	K	I	D	N	E	Y
X	D	E	A	F	P	X	A	E	X
L	X	X	T	X	O	R	Y	X	T
A	D	I	P	O	S	E	X	O	X
R	X	F	E	T	U	S	E	X	X
B	R	A	L	U	C	O	X	Y	C
E	B	M	U	H	T	N	X	G	I
T	S	E	P	S	I	S	X	E	L
R	H	A	B	D	O	M	E	N	A
E	I	X	B	X	N	X	X	X	H
V	N	I	X	A	M	S	A	L	P
X	L	L	A	R	N	Y	X	X	E
E	X	L	A	R	B	E	R	E	C
X	C	A	R	C	I	N	O	M	A

FACIAL

LIPOSUCTION

ABDOMEN

ADIPOSE

AXILLA

CARCINOMA

CEREBRAL

CEPHALIC

THUMB

LARNYX

VERTEBRAL

OXYGEN

EYE

PLASMA

SHIN

KIDNEY

NOSE

FAT

OCULAR

BILE

FETUS

SEPSIS

FEET

DEAF

TEAR

TOE

MEDICAL WORD FIND

T	O	U	R	N	I	Q	U	E	T
U	P	X	E	U	X	R	X	U	S
B	E	S	S	M	S	A	C	X	I
A	R	D	E	B	Y	P	A	S	S
L	A	O	C	X	L	H	R	X	O
L	T	E	T	C	X	L	D	X	R
I	I	N	I	O	R	B	I	T	C
G	O	A	O	R	E	U	A	X	E
A	N	T	N	N	R	X	C	R	N
T	X	U	A	E	S	X	X	A	X
I	X	C	A	A	C	E	L	L	S
O	X	B	L	O	A	T	R	I	T
N	E	U	R	O	P	A	T	H	Y
X	M	S	O	L	E	X	X	X	E
P	A	L	E	X	L	I	P	I	D

TUBAL LIGATION	SUBCUTANEOUS	HILAR
TOURNIQUET	LIPID	LUMP
NEUROPATHY	CELLS	PALE
SCAPEL	ORBIT	EAR
STYE	NECROSIS	SOLE
GRAPH	CORNEA	SAC
BYPASS	OPERATION	ILL
CARDIAC	UREA	NUMB
CANE	BLOAT	

MEDICAL WORD FIND

X	H	E	A	L	T	H	Y	X	D
Y	X	X	D	X	X	R	X	X	E
P	X	T	D	E	V	O	L	O	P
A	X	R	I	L	L	M	X	X	E
R	R	E	C	O	V	E	R	Y	N
E	O	A	T	R	X	X	G	X	D
H	M	T	I	A	E	X	O	I	E
T	U	M	O	L	G	L	X	L	N
O	T	E	N	I	O	P	I	L	E
H	X	N	X	H	E	X	X	N	E
C	X	T	C	X	S	R	A	E	X
Y	E	Y	E	X	O	X	X	S	X
S	S	C	I	E	N	T	I	S	T
P	A	L	E	N	X	X	X	E	O
S	Q	X	X	D	R	U	G	S	X

PSYCHOLOGY	OS	ILL
RECOVERY	EGO	TREATMENT
SCIENTIST	EAR	LIP
ADDICTION	END	GAS
ILLNESSES	PSYCHOLOGY	NOSE
HEALTHY	DEVELOP	ROM
DRUGS	DEPENDENCE	HILAR
TUMOR	SAC	PALE
	EYE	

MEDICAL WORD FIND

H	E	M	A	N	G	I	O	M	A
P	Y	O	G	E	N	I	C	X	X
X	X	P	I	N	P	O	I	N	T
I	L	B	O	N	E	X	X	X	X
V	A	X	X	D	E	R	M	I	S
E	M	X	X	C	E	L	L	X	X
N	R	U	B	X	S	R	A	X	X
X	E	P	I	D	E	R	M	A	L
R	D	X	X	X	B	X	R	I	X
A	A	X	X	B	O	X	O	X	C
H	R	X	M	X	R	X	N	X	Y
C	T	U	X	X	R	X	B	X	S
S	N	E	G	O	H	T	A	P	T
E	I	X	X	X	E	N	C	A	X
X	X	I	A	T	A	C	I	C	X

HYPODERMIC	ESCHAR	ACNE
EPIDERMAL	NUMB	CELL
PYOGENIC	PINPOINT	BURN
SEBORRHEA	DERMIS	BONE
PATHOGENS	HEMANGIOMA	NEVI
ABNORMAL	CICATRIX	CYST

MEDICAL WORD FIND

B	L	O	O	D	B	A	N	K	S
I	X	X	R	I	C	K	E	T	P
C	X	U	G	A	S	L	X	X	L
E	G	X	A	B	D	U	C	T	E
P	L	A	N	E	X	M	X	E	E
S	X	L	D	N	E	P	P	A	N
L	A	R	O	X	X	E	A	R	X
X	T	E	N	D	O	N	X	X	X
X	E	L	O	X	X	O	X	X	X
X	S	U	R	G	I	C	A	L	X
X	T	N	X	X	U	O	I	X	L
L	E	G	T	T	X	R	X	P	K
O	X	O	X	S	X	N	X	A	N
B	N	X	P	A	T	E	L	L	A
E	R	O	C	C	X	A	X	E	X

NOC	ILL	TONE
BLOODBANK	SPLEEN	CAST
SURGICAL	LUNG	TENDON
CORNEA	ANKLE	CORE
PATELLA	ABDUCT	TEAR
BICEPS	LEG	PALE
APPENDIX	LOBE	EAR
TEST	LUMP	DRUG
ORAL	PLANE	GAS

MEDICAL WORD FIND

A	S	P	I	R	I	N	N	X	G	X
M	N	T	S	E	H	C	N	X	X	X
E	X	T	X	V	T	U	O	G	X	X
D	B	M	I	L	L	L	E	X	X	X
E	X	T	X	X	I	T	U	M	S	S
F	A	T	X	B	T	U	B	E	P	P
L	X	A	S	P	I	R	I	N	L	L
X	S	I	N	E	M	E	T	E	E	E
B	L	O	O	D	X	O	C	X	E	E
S	S	M	U	I	L	I	X	X	N	N
E	L	O	N	E	L	Y	T	E	S	S
R	X	T	O	X	I	C	A	I	A	A
O	X	R	S	U	N	I	S	X	C	C
U	L	I	R	E	X	E	L	F	B	B
S	X	N	I	A	C	I	N	X	C	C

CHEST

ANTIBIOTIC

ASPIRIN

FAT

TYLENOL

BILE

MOTRIN

SAC

NIACIN

CULTURE

SPLEEN

SINEMET

FLEXERIL

TUMS

GOUT

CBC

LUNG

LICE

LIMB

SINUS

EDEMA

TOXIC

NOSE

SEROUS

VITAL

AXIAL

ILIUM

TUBE

MEDICAL WORD FIND

L	O	P	R	E	S	S	O	R	X
I	U	S	I	D	P	Y	L	O	P
S	K	I	N	I	R	O	L	O	C
I	X	E	P	O	C	S	O	T	O
N	P	X	R	V	X	F	X	X	X
O	A	A	X	X	A	L	U	V	U
P	L	U	M	P	X	E	X	H	T
R	E	C	T	A	L	X	A	C	R
I	X	C	O	R	T	E	X	A	A
L	I	P	I	T	O	R	I	M	C
C	H	E	E	K	S	I	S	O	H
F	E	E	T	P	A	L	A	T	E
X	T	C	O	N	I	R	X	S	A
H	U	R	T	M	C	Y	S	T	X
X	E	X	P	H	E	R	N	I	A

PORE	VOID	LIMP
LOPRESSOR	ORAL	LISINOPRIL
LIPITOR	SKIN	NOC
PALATE	LUMP	TEETH
DISC	RECTAL	FEET
UVULA	POLYP	FLEXERIL
CHEEKS	HERNIA	AXIS
ROOT	CORTEX	TRACHEA
CYST	STOMACH	OTOSCOPE
HURT	ARCH	COLOR

MEDICAL WORD FIND

F	A	L	L	O	P	I	A	N	X
E	C	I	O	V	X	A	V	O	G
T	X	P	L	A	S	M	A	S	E
U	X	S	U	R	E	T	U	E	S
S	O	R	E	Y	X	P	A	P	T
S	E	M	E	N	R	A	G	P	A
X	M	U	T	O	R	C	S	M	T
V	O	I	C	E	X	E	N	X	I
B	L	I	N	D	L	I	R	X	O
G	E	R	D	I	O	V	I	R	N
X	C	A	T	N	E	C	A	L	P
G	U	R	D	S	X	L	H	A	X
X	E	X	S	P	E	R	M	T	X
F	X	E	X	S	E	T	S	E	T
F	L	U	I	D	D	E	A	F	X

DEAF	CUE	PLACENTA
FALLOPIAN	VOICE	FETAL
PLASMA	AMNION	FERTILE
OVARY	ORAL	VESSEL
HAIR	SEMEN	SORE
UTERUS	EYE	NOSE
CORPUS	CUE	FLUID
FETUS	PAP	TESTES
APGAR	BLIND	DRUG
GESTATION	SPERM	SCROTUM
VOICE		GERD

MEDICAL WORD FIND

X	E	M	B	O	L	U	S	X	S
A	N	C	R	X	B	I	X	N	P
M	O	E	A	O	H	L	O	B	E
O	M	L	I	C	X	I	I	X	R
N	R	L	N	X	T	R	R	S	M
I	O	O	X	A	T	E	E	A	X
C	H	M	S	H	T	L	L	X	P
R	R	S	X	I	A	E	X	O	I
A	E	S	O	C	U	V	G	V	T
C	B	G	S	X	A	A	E	U	U
O	L	X	E	N	S	L	O	M	I
N	O	S	E	X	O	G	X	D	T
E	O	R	Y	M	O	T	A	N	A
D	D	I	O	R	Y	H	T	A	R
A	D	E	N	O	P	A	T	H	Y

ADRENAL	ARM	GAS
ADENOPATHY	SCALES	HORMONE
PITUITARY	BLOOD	EMBOLUS
GLUCOSE	GOITER	BRAIN
THYROID	ANATOMY	MOLE
ADENOCARCINOMA	RHONCHI	OVUM
MALE	CESSATION	LABS
NOSE	GOUT	BOIL
HAND	CELL	BIRTH

MEDICAL WORD FIND

A	T	R	I	U	M	X	T	X	R
B	L	I	N	D	X	R	X	O	R
X	X	Z	G	R	A	F	T	X	A
R	A	X	H	Y	L	O	C	A	L
A	I	T	N	E	M	E	D	X	O
L	N	G	X	A	I	B	O	H	P
U	R	L	U	M	P	M	X	S	I
C	E	U	X	X	M	R	E	T	B
S	H	C	S	U	R	G	E	R	Y
A	X	O	X	X	X	X	X	O	S
V	X	S	X	T	X	B	U	K	X
A	M	E	S	Y	H	P	M	E	X
X	A	Y	X	S	S	A	P	Y	B
R	C	A	N	K	E	R	X	X	X
G	R	A	V	I	D	A	X	X	X

ALZHEIMER'S	HERNIA	PARA
DEMENTIA	BLIND	GRAVIDA
EAR	PHOBIA	ATRIUM
STROKE	EMPHYSEMA	MOTOR
TERM	BIPOLAR	BYPASS
KUB	GLUCOSE	GRAFT
SURGERY	CYST	LOCAL
XRAY	VASCULAR	CANKER

MEDICAL WORD FIND

M	Y	O	C	A	R	D	I	A	L
X	X	O	K	U	A	L	X	B	I
X	D	X	U	T	L	X	E	U	P
E	U	L	B	O	O	X	K	S	O
Y	X	O	X	P	P	X	O	E	M
E	S	A	E	S	I	D	R	O	A
S	S	A	P	Y	B	X	T	X	X
O	X	U	X	X	X	O	S	X	X
C	X	X	R	E	R	O	C	X	X
U	X	X	X	G	X	X	X	X	X
L	T	R	I	C	E	P	S	X	X
G	X	X	G	X	X	R	X	X	X
X	A	N	A	T	O	M	Y	X	X
X	U	T	O	N	G	U	E	X	X
L	X	E	X	X	X	X	X	X	X

MYOCARDIAL   KUB   OS

AUTOPSY   LIPOMA   TRICEPS

CODE BLUE   SOB   ANATOMY

BIPOLAR   ILL   ABUSE

DISEASE   MOTOR   CORE

EYE   STROKE   TOE

BYPASS   SURGERY   TONGUE

                LUNG

MEDICAL WORD FIND

P	A	N	C	R	E	A	S	E	X
I	M	M	O	D	I	U	M	R	X
T	U	B	A	L	X	A	X	U	X
U	H	Y	E	N	D	I	K	T	X
I	X	Y	X	X	X	S	X	L	X
T	H	U	M	B	A	E	R	U	X
A	X	X	X	O	X	N	E	C	K
R	E	N	A	L	M	M	X	A	X
Y	M	O	T	A	N	A	X	B	X
X	X	T	C	U	D	X	X	O	X
P	M	O	T	R	I	N	X	R	H
A	T	N	E	C	A	L	P	T	A
P	X	N	A	S	P	I	R	I	N
B	A	C	T	E	R	I	A	O	D
L	U	N	G	X	B	M	U	N	X

IMMODIUM	UREA	CULTURE
PANCREAS	ANATOMY	KIDNEY
PITUITARY	AMNESIA	ASPIRIN
THYMOMA	BACTERIA	RENAL
ADRENAL	BIRTH	NUMB
PLACENTA	ABORTION	HAND
TUBAL	DUCT	LUNG
PAP	NECK	THUMB

MEDICAL WORD FIND

P	H	Y	S	I	C	I	A	N	X
R	X	T	H	O	R	A	C	I	C
O	A	X	T	E	L	B	A	T	X
T	X	X	H	O	R	M	O	N	E
I	X	C	S	I	D	X	X	E	X
M	I	L	L	I	G	R	A	M	X
E	X	R	A	D	I	U	M	T	E
X	X	S	T	R	E	P	X	N	M
X	N	A	U	S	E	A	X	I	O
D	I	A	L	Y	S	I	S	O	R
E	X	U	X	X	X	E	X	X	D
C	P	R	O	L	A	C	T	I	N
U	X	X	X	X	X	N	X	X	Y
B	X	S	E	I	Z	U	R	E	S
N	I	D	A	M	U	O	C	X	X

PROTIME	RADIUM	PHYSICIAN
MILLIGRAM	OUNCE	THORACIC
NSAID	COUMADIN	SEIZURE
NAUSEA	HORMONE	DECUB
PULSE	STAT	SYNDROME
OINTMENT	TABLET	STREP
PROLACTIN	DIALYSIS	DISC
	OA	

MEDICAL WORD FIND

D	I	A	G	N	O	S	T	I	C
I	X	K	X	L	X	X	X	M	H
P	E	D	N	A	L	B	U	X	E
H	N	E	V	I	X	I	V	P	M
T	B	L	O	O	D	X	Y	X	O
H	X	C	L	O	T	E	X	X	T
E	S	I	S	Y	L	O	M	E	H
R	C	T	X	O	A	X	R	X	E
I	A	S	X	M	X	U	I	X	R
A	L	E	O	T	C	X	X	X	A
S	E	T	T	N	E	I	T	A	P
T	S	O	T	H	E	R	A	P	Y
S	N	X	X	A	T	R	O	A	E
E	N	Z	Y	M	E	X	X	U	X
T	X	H	E	A	D	A	C	H	E

PYELO-

DIAGNOSTIC

CHEMOTHERAPY

PATIENT

THERAPY

HEMOLYSIS

DIPTHERIA

EKG

TONE

SCALE

CUE

ENZYME

TESTICLE

EMT

HEADACHE

SODIUM

IVP

TESTS

NEVI

BLAND

STOMA

BLOOD

AORTA

CLOT

TOE

CURE

MRI

ILL

MEDICAL WORD FIND

C	H	R	O	M	O	S	O	M	E
L	I	R	E	X	E	L	F	X	T
X	X	X	H	T	L	A	E	H	A
C	H	E	S	T	X	R	A	Y	R
N	E	R	V	E	X	O	X	X	D
P	R	O	T	E	I	N	X	X	Y
R	X	A	X	D	R	U	G	X	H
O	L	A	D	I	P	O	S	E	E
P	X	N	O	R	D	A	C	E	D
A	X	X	X	O	R	G	A	N	X
N	L	X	A	L	L	E	R	G	Y
O	L	X	X	H	A	A	H	X	X
L	I	P	O	C	O	R	T	I	N
X	P	V	I	T	A	M	I	N	V
A	I	D	S	X	X	S	X	X	X

CHROMOSOME	ACID	XRAY
DEHYDRATE	VITAMIN	ORGAN
DECADRON	ALLERGY	ADIPOSE
CHLORIDE	HIV	PILL
LIPOCORTIN	AIDS	ORAL
PROTEIN	ARM	HEALTHY
PROPANOL	LATEX	DRUG
	NERVE	

MEDICAL WORD FIND

L	X	X	X	E	R	U	T	U	S
X	A	S	U	O	C	S	I	V	X
X	P	B	T	I	X	X	X	X	X
X	P	C	O	R	N	E	A	P	X
C	O	D	E	R	X	X	X	R	X
D	I	L	A	T	I	P	S	O	H
T	N	I	A	L	P	M	O	C	X
X	T	X	N	N	X	X	X	E	X
X	M	X	H	J	U	X	X	D	X
X	E	A	X	X	U	R	X	U	X
X	N	X	X	T	X	R	S	R	F
D	T	B	I	O	P	S	Y	E	X
X	X	B	X	X	X	X	M	X	X
D	I	L	A	T	E	U	X	X	X
A	X	X	X	X	X	X	X	X	X

LABOR	NURSE	SUTURE
DOCTOR	BIOPSY	CORNEA
APPOINTMENT	TIBIA	HAND
CODER	FEMUR	ICU
COMPLAINT	DILATE	VISCOUS
PROCEDURE	HOSPITAL	INJURY

MEDICAL WORD FIND

A	B	D	U	C	T	I	O	N	X
D	X	X	X	B	U	N	I	O	N
H	X	S	X	C	A	I	L	I	X
E	R	U	T	C	A	R	F	L	X
S	X	L	X	H	X	O	L	G	X
I	X	L	X	E	S	X	E	N	X
O	L	A	T	S	O	C	X	A	X
N	X	C	A	T	X	X	I	G	X
C	U	F	F	A	X	B	O	N	E
D	X	X	E	X	T	E	N	D	S
I	S	C	H	I	A	L	X	P	X
X	X	X	X	L	X	T	E	E	F
A	I	B	A	L	X	C	S	X	X
X	X	X	X	A	I	C	S	A	F
X	L	U	M	B	A	R	X	X	C

ABDUCTION	AXILLA	BICEPS
ADHESION	FASCIA	FEET
GANGLION	COSTAL	CHEST
FRACTURE	CAST	ILIAC
FOSSA	BUNION	ISCHIAL
FLEXION	CALLUS	BONE
EXTEND	DUCT	LUMBAR
LABIA	CEA	

MEDICAL WORD FIND

L	O	R	D	O	S	I	S	X	X
X	I	N	V	E	R	S	I	O	N
X	X	G	X	H	B	X	X	C	E
X	A	R	A	U	X	H	J	C	E
S	N	A	N	M	Y	E	O	I	D
T	A	F	X	E	E	R	I	P	L
O	L	T	X	R	N	N	N	I	E
N	Y	X	S	U	D	I	T	T	X
E	S	X	U	S	I	A	X	A	X
X	I	X	I	X	K	X	U	L	X
X	S	N	D	X	X	R	X	B	X
X	U	X	A	X	E	G	A	O	E
S	A	C	R	A	L	X	A	N	X
X	B	I	X	X	X	E	O	E	X
C	B	L	I	N	D	T	X	X	X

LORDOSIS	GRAFT	BLIND
LIGAMENT	TONE	STONE
JOINT	SINUS	KIDNEY
INVERSION	RADIUS	DEA
HERNIA	RADIAL	BUN
HUMERUS	RIB	CBC
GAS	UREA	ANALYSIS
OCCIPITAL	RIB	NEEDLE
BONE	AGE	

MEDICAL WORD FIND

X	X	F	I	B	E	R	S	V	I
X	P	O	T	A	S	S	I	U	M
S	A	C	X	X	D	S	S	L	M
F	L	U	X	R	U	X	O	C	U
X	X	S	O	A	X	X	R	E	N
N	U	C	L	E	U	S	C	R	E
K	C	E	N	B	X	X	E	X	X
Y	X	A	E	S	U	A	N	X	L
P	O	R	O	U	S	N	X	I	A
H	X	X	N	X	X	X	V	X	N
O	P	L	A	G	U	E	X	X	A
S	X	X	T	U	R	P	L	K	X
I	E	M	E	R	G	E	N	C	Y
S	X	X	B	O	N	E	S	I	X
X	A	C	I	T	A	I	C	S	

POTASSIUM	SAC	SICU
VISUAL	OS	BUN
IMMUNE	NECK	ANAL
FLU	PLAGUE	FOCUS
NECROSIS	LIVER	ULCER
NAUSEA	TURP	KYPHOSIS
NEONATE	LENS	CORD
EMERGENCY	POROUS	FIBER
BONE	SCIATICA	NUCLEUS

MEDICAL WORD FIND

O	P	T	I	C	X	X	S	X	X
R	C	F	I	S	S	U	R	E	X
B	X	C	X	X	L	X	T	X	X
I	S	X	I	C	B	R	A	I	N
T	X	K	I	P	O	N	S	X	X
X	X	X	U	C	I	X	X	T	F
N	A	S	A	L	X	T	X	H	O
V	M	E	D	U	L	L	A	A	N
A	P	A	R	I	E	T	A	L	T
G	L	U	C	O	S	E	O	A	A
U	A	X	B	X	N	B	X	M	N
S	N	O	R	U	E	N	X	U	E
X	I	X	X	X	R	X	X	S	A
L	P	C	E	R	V	I	C	A	L
X	S	P	I	N	E	X	X	X	X

OPTIC	FISSURE	CERVICAL
PONS	SKULL	BOIL
MEDULLA	BRAIN	NASAL
CORTEX	NEURONS	FONTANEAL
THALAMUS	NERVE	NASAL
PARIETAL	OCCIPITAL	SPINE
LOBE	VAGUS	GLUCOSE
SPIRAL	ORBIT	SULCI

Printed in the United States
By Bookmasters